BEI GRIN MACHT SICH IHR WISSEN BEZAHLT

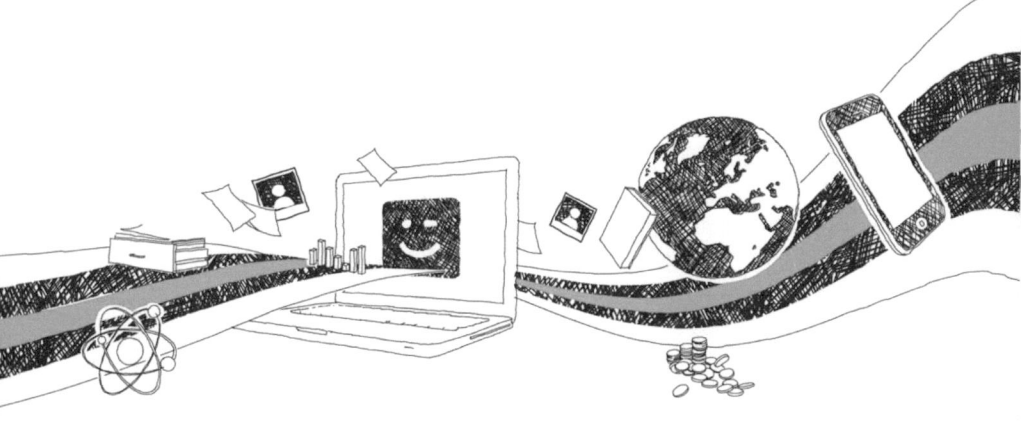

- Wir veröffentlichen Ihre Hausarbeit, Bachelor- und Masterarbeit

- Ihr eigenes eBook und Buch - weltweit in allen wichtigen Shops

- Verdienen Sie an jedem Verkauf

Jetzt bei www.GRIN.com hochladen
und kostenlos publizieren

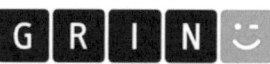

Bibliografische Information der Deutschen Nationalbibliothek:

Die Deutsche Bibliothek verzeichnet diese Publikation in der Deutschen National-
bibliografie; detaillierte bibliografische Daten sind im Internet über http://dnb.d-
nb.de/ abrufbar.

Impressum:

Copyright © 2012 GRIN Verlag
Druck und Bindung: Books on Demand GmbH, Norderstedt Germany
ISBN: 9783656401520

Dieses Buch bei GRIN:

https://www.grin.com/document/212172

Peter W. Janakiew

Das deutsche Gesundheitswesen zwischen Wettbewerb und Regulierung

Wettbewerbsfelder und -parameter

GRIN Verlag

GRIN - Your knowledge has value

Der GRIN Verlag publiziert seit 1998 wissenschaftliche Arbeiten von Studenten, Hochschullehrern und anderen Akademikern als eBook und gedrucktes Buch. Die Verlagswebsite www.grin.com ist die ideale Plattform zur Veröffentlichung von Hausarbeiten, Abschlussarbeiten, wissenschaftlichen Aufsätzen, Dissertationen und Fachbüchern.

Besuchen Sie uns im Internet:

http://www.grin.com/

http://www.facebook.com/grincom

http://www.twitter.com/grin_com

Hausarbeit

Das deutsche Gesundheitswesen zwischen

Wettbewerb und Regulierung

Masterstudiengang Health Care Management

Modulteilprüfung: Markt- und Branchenanalyse

Peter W. Janakiew

Inhaltsverzeichnis

Abkürzungsverzeichnis

GKV   Gesetzliche Krankenversicherung

PKV   Private Krankenversicherung

SGB V   Fünftes Buch Sozialgesetzbuch - Gesetzliche Krankenversicherung -
        (Artikel 1 des Gesetzes vom 20. Dezember 1988, BGBl. I S. 2477),
        das durch Artikel 3 des Gesetzes vom 22. Dezember 2011 (BGBl. I
        S. 3057) geändert worden ist

Abbildungsverzeichnis

1 Einleitung

Das Gesundheitswesen in Deutschland hat sich im Zuge der Gesundheitsreformen in den letzten Jahren verändert. Eine der Grundlagen für diesen Wandel
war die progressive Entwicklung des Beitragssatzes für die gesetzliche Krankenversicherung bereits zu Beginn der 1970er Jahre, infolge dessen ein Um-
denken in der nationalen Gesundheitspolitik begann.

Die darauf folgenden Reformen sollten eine Neuausrichtung des deutschen
Gesundheitswesens dahingehend ermöglichen, dass der Grundsatz der Bei-
tragssatzstabilität nach § 71 SGB V eingehalten wird oder zumindest ein weite-
rer Anstieg der Beitragssätze für die gesetzliche Krankenversicherung gebremst
wird. Trotz einer Vielzahl an gesetzlichen Maßnahmen zur Dämpfung der Kosten im deutschen Gesundheitswesen stieg der Beitragssatz zur gesetzlichen
Krankenversicherung von 8,2 Prozent im Jahre 1970 auf heute 15,5 Prozent.[1]

In der ersten Phase der Gesundheitsreform von 1975 bis 1992 unterblieb eine
Neuordnung des deutschen Gesundheitswesens, die gewachsenen Strukturen
der gesetzlichen Krankenversicherung und auf Seiten der Gesundheitsversorgung blieben weitestgehend unangetastet. Vielmehr versuchte die deutsche
Gesundheitspolitik mittels des Erlasses von diversen Kostendämpfungsgeset-
zen einen weiteren Anstieg des Beitragssatzes zu bewirken. Eines dieser Ge-
setze ist zum Beispiel das Krankenversicherungs-Kostendämpfungsgesetz aus
dem Jahre 1977. Verbunden mit dem Erlass von Gesetzen war der politische
Versuch, die Krankenkassen und Leistungserbringer stärker in die Politik der
Kostendämpfung einzubinden. Jene erste Phase der Gesundheitsreform wird
daher auch als strukturkonservierende Gesundheitspolitik bezeichnet.[2]

Ein Paradigmenwechsel vollzog sich im deutschen Gesundheitswesen erst ab
dem Jahre 1992. Eine der rechtlichen Grundlagen für diesen Wandel ist das
Gesundheitsstrukturgesetz. In dieser zweiten Phase der Gesundheitsreform
wurde begonnen wettbewerborientierte Elemente im deutschen Gesundheits-

---

[1] vgl. Verband der Ersatzkassen e.V.
[2] vgl. Bundeszentrale für politische Bildung

wesen einzuführen, wie zum Beispiel die freie Kassenwahl. Ein Schritt zu mehr Wettbewerb war auch die Einführung der Selektivverträge, mit denen der Wettbewerb zwischen Krankenkassen und Leistungserbringern ermöglicht wurde.[3]

2 Wettbewerb im deutschen Gesundheitswesen

2.1 Bedeutung von Wettbewerb im deutschen Gesundheitswesen

Das deutsche Gesundheitswesen ist durchweg von einer hohen Regulierungsdichte geprägt. Vom Einzug wettbewerblicher Elemente im deutschen Gesundheitswesen verspricht sich die Politik einen effizienteren Einsatz der begrenzten Ressourcen, ohne an der sehr hohen Qualität der Gesundheitsversorgung in Deutschland zu rütteln.

Wettbewerb ist ein integraler Bestandteil der Marktwirtschaft, denn er leistet einen gesamtwirtschaftlich positiven Beitrag für die Allgemeinheit. So werden unter anderem Güter und Dienstleistungen in Marktbereiche gelenkt, in denen auch ein Bedarf zu erwarten ist. In wettbewerbsorientierten Märkten werden nur die Leistungsanbieter dauerhaft bestehen, deren Güter und Dienstleistungen sowohl qualitativ hochwertig als auch wirtschaftlich hergestellt/erbracht werden und zu marktüblichen Preisen zu beziehen sind. Die Substitution von Gütern und Dienstleistungen zwingt die Leistungsanbieter zur Entwicklung von innovativen Produkten und Dienstleistungen.

Der Wettbewerb im deutschen Gesundheitswesen soll also keinen Selbstzweck darstellen, sondern wird als Instrument zur Einhaltung des Wirtschaftlichkeitsgebots nach § 12 SGB V sowie zur Sicherung und Weiterentwicklung der Qualität der Leistungen nach § 135a SGB V angesehen. Hierzu soll der Wettbewerb strukturverändernde Maßnahmen einleiten, die Wirtschaftlichkeits- und Qualitätsreserven in der Gesundheitsversorgung eröffnen. Auch führt der Wettbewerb nicht zur Beendigung der solidarischen Finanzierung oder zur Auflösung des gesetzlichen Leistungskatalogs.[4]

---

[3] vgl. Bundeszentrale für politische Bildung
[4] vgl. Gethmann, C. F. (2005). Seite 190 f.

Die Frage, ob Wettbewerb im deutschen Gesundheitswesen überhaupt Sinn macht, ist damit beantwortet worden. Auch stehen ökonomisches Denken und soziales Handeln nicht im Widerspruch zueinander, wie nachfolgend noch aufgezeigt wird.

2.2 Wettbewerbsparameter im deutschen Gesundheitswesen

Zu den wichtigsten Wettbewerbsparametern auf Märkten außerhalb des Gesundheitswesens zählen der Preis und das Leistungsangebot für den verlangten Preis. Beide Wettbewerbsparameter sind bekanntlich eng miteinander verknüpft.

In der gesetzlichen Krankenversicherung steht den Krankenkassen als Wettbewerbsinstrument der einkommensabhängige Beitragssatz nach § 241 SGB V nicht mehr zur Verfügung, denn dieser wurde für die gesetzliche Krankenversicherung am 1. Januar 2011 auf 15,5 Prozent festgesetzt.[5] Der einzige Wettbewerbsparameter ist nur noch der einkommensunabhängige kassenindividuelle Zusatzbeitrag nach § 242 SGB V. Für den erstmaligen Erhebungszeitpunkt, die Höhe des Zusatzbeitrags und die Genehmigung sind jedoch verschiedene sozialversicherungsrechtliche Rahmenbedingungen durch die Krankenkassen einzuhalten.

Auf der anderen Seite bieten die Krankenkassen für den verlangten Beitragssatz und den gegebenenfalls erhobenen Zusatzbeitrag einen einheitlichen Leistungskatalog an. Der Inhalt des Leistungskatalogs wird in Form von Richtlinien durch den Gemeinsamen Bundesausschuss bestimmt. Eine wettbewerbliche Differenzierung kann nur außerhalb des gesetzlichen Leistungskatalogs erfolgen, die sogenannten Satzungsleistungen sind jedoch im Umfang nach § 11 Abs. 6 beschränkt und bedürfen der Genehmigung durch das Bundesversicherungsamt.

Von der theoretischen Betrachtung der Wettbewerbsparameter ausgehend zeigt sich, dass das heutige deutsche Gesundheitswesen von einer wettbewerbsorientierten Steuerung über Preis und Leistung weit entfernt ist. Das wett-

---

[5] gemäß GKV-Finanzierungsgesetz, Punkt 17

bewerbliche Handeln der gesetzlichen Krankenkassen ist vielmehr durch eine Reihe an normativen Vorgaben und korporatistischen Organisationsstrukturen stark eingeschränkt.

2.3 Solidarische Wettbewerbsordnung

Die zunehmende Wettbewerbsorientierung im deutschen Gesundheitswesen muss im Einklang stehen mit den gesundheitspolitischen Zielen einer solidarischen Gesundheitsversorgung, hierzu bedarf es einer solidarischen Wettbewerbsordnung in der gesetzlichen Krankenversicherung. Diese soll insbesondere einen reinen marktwirtschaftlich geprägten Preis-Leistungs-Wettbewerb sowie die unsolidarische Risikoselektion im deutschen Gesundheitswesen unterbinden.

In einer solidarischen Wettbewerbsordnung bildet das Solidaritätsprinzip der gesetzlichen Krankenversicherung, welches jedem Versicherten eine angemessene Gesundheitsversorgung unabhängig von seinem Mitgliedsbeitrag gewährt, die Rahmenbedingung für eine Ausgestaltung des Wettbewerbs im deutschen Gesundheitswesen. Auswirkungen hat der Wettbewerb beispielsweise auf kollektivvertragliche Versorgungsstrukturen oder die korporatistische Steuerung des deutschen Gesundheitswesens. Der Wettbewerb im Gesundheitswesen wird also unter anderem monopolistische Strukturen aufbrechen und das System wieder in Bewegung bringen.

3   Wettbewerbsfelder im deutschen Gesundheitswesen

Das deutsche Gesundheitswesen ist im Bereich der gesetzlichen Krankenversicherung vom Prinzip der Sachleistung geprägt (§ 2 Abs. 2 SGB V).

Zur Erbringung der Sachleistung im Sinne einer Gesundheitsversorgung bedienen sich die gesetzlichen Krankenkassen verschiedener Leistungserbringer. Infolgedessen ist die Gesundheitsversorgung im Bereich der gesetzlichen Krankenversicherung von einem Dreiecksverhältnis zwischen Versicherungsnehmer, Leistungserbringer und Krankenkasse geprägt (§ 2 Abs. 4 SGB V). Aus diesem Dreiecksverhältnis ergeben sich drei unterschiedliche Märkte, die unterschiedliche Ansatzpunkte für Wettbewerb in der Gesundheitsversorgung bilden.

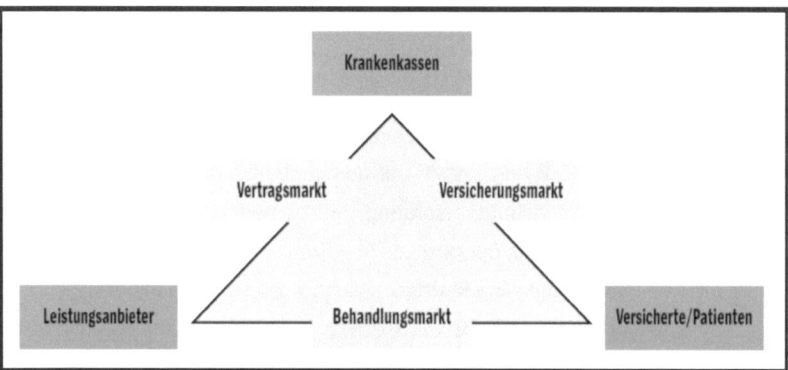

Abbildung 1: Teilmärkte des GKV-Gesundheitsmarktes
Quelle: Albrecht, M. (2009). Seite 26

Eine nähere Betrachtung der aktuellen gesundheitspolitischen Diskussionen zeigt, dass es insbesondere Ansätze zur Stärkung des Wettbewerbs auf dem Versorgungsmarkt und auf dem Vertragsmarkt gibt.

3.1 Wettbewerbsfeld - Behandlungsmarkt

Im Mittelpunkt des Behandlungsmarktes steht die Erbringung von ärztlichen, zahnärztlichen oder psychotherapeutischen Gesundheitsdienstleistungen. Darüber hinaus haben die Versicherten weitergehenden Anspruch auf Leistungen, wie zum Beispiel die Versorgung mit apothekenpflichtigen Arzneimitteln oder mit Heilmitteln.

Voraussetzung für einen Wettbewerb auf dem Behandlungsmarkt ist, dass der Versicherte als Leistungsempfänger unter anderem zwischen einer Vielzahl von Ärzten, Zahnärzten und Psychotherapeuten wählen kann. Die Leistungsempfänger können im deutschen Gesundheitswesen grundsätzlich den Erbringer von ärztlichen, zahnärztlichen oder psychotherapeutischen Gesundheitsdienstleistungen frei wählen. Hierdurch besteht prinzipiell ein Wettbewerb auf dem Behandlungsmarkt, der jedoch für Mitglieder der gesetzlichen Krankenversicherung nach § 76 SGB V verschiedenartig reguliert wird.

Einerseits beschränkt sich unter anderem das Wahlrecht für den gesetzlich Krankenversicherten nur auf einen der nächsterreichbaren, an der vertragsärztlichen Versorgung zugelassenen, Leistungserbringer. Darüber hinaus ist das Wahlrecht dahingehend eingeschränkt, dass ein Wechsel des Leistungserbringers innerhalb eines Kalendervierteljahres unterbleiben sollte.

Darüber hinaus führen sowohl der einheitliche Leistungskatalog als auch das Sachleistungsprinzip der gesetzlichen Krankenversicherung dazu, dass primär die Qualität als Wettbewerbsparameter auf dem Behandlungsmarkt in den Vordergrund rückt, der Versicherte jedoch aufgrund der Informationsasymmetrie die tatsächliche Versorgungsqualität nur subjektiv bewerten kann.

Auch auf Seiten der Leistungserbringer bestehen Regulierungen bezüglich der Teilnahme an der ärztlichen, zahnärztlichen oder psychotherapeutischen Versorgung von Mitgliedern der gesetzlichen Krankenversicherung. Die Konkurrenzbeziehungen zwischen den Leistungserbringer, die an der Versorgung von gesetzlich Versicherten teilnehmen, werden insofern eingeschränkt, als insbesondere zur Vermeidung einer Überversorgung der Marktzutritt reguliert ist. So gibt es beispielsweise eine Richtlinie des Gemeinsamen Bundesausschusses zur Bedarfsplanung in der vertragsärztlichen Versorgung, die Maßstäbe, Grundlagen und Verfahren zur Zulassung an der ärztlichen, zahnärztlichen oder psychotherapeutischen Versorgung von Mitgliedern der gesetzlichen Krankenversicherung regelt.[6]

3.2 Wettbewerbsfeld - Versicherungsmarkt

Auf dem Versicherungsmarkt erfolgt ein Wettbewerb zwischen Krankenversicherern um Mitglieder beziehungsweise Versicherte statt. Der Wettbewerb um Mitglieder in einer Krankenvollversicherung ist jedoch bereits durch die Versicherungspflicht in der gesetzlichen Krankenversicherung nach § 5 SGB V sehr stark eingeschränkt. So können nur Mitglieder für eine private Krankenvollversicherung gewonnen werden, die zum genannten Personenkreis nach § 6 SGB V

---

[6] Bedarfsplanungs-Richtlinie, zuletzt geändert am 18. August 2011

zählen. Infolgedessen sind rund 90 Prozent der Bevölkerung in Deutschland Mitglied der gesetzlichen Krankenversicherung sind.[7]

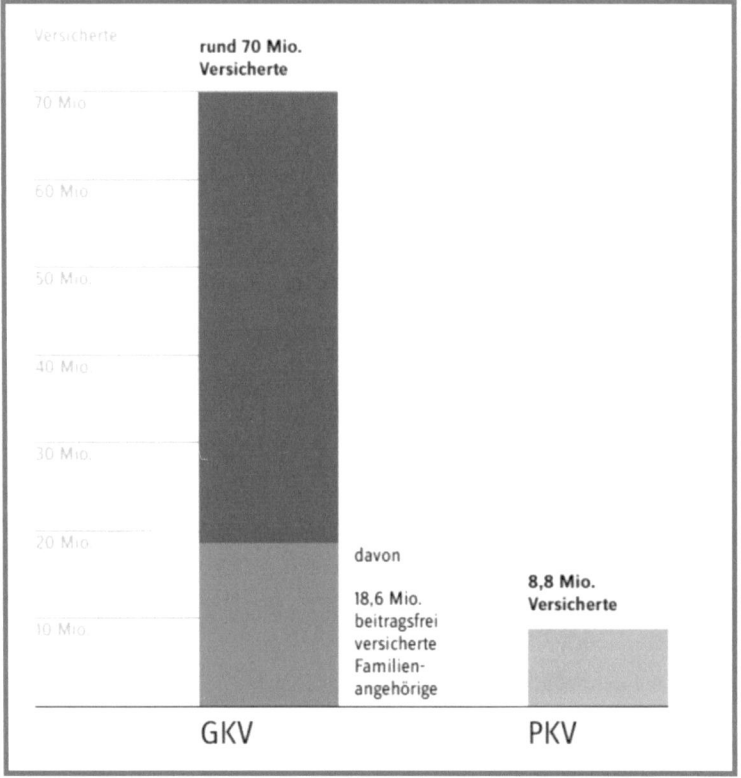

Abbildung 2: Anteil der Versicherten in den Krankenversicherungszweigen
Quelle: GKV-Spitzenverband. Seite 9

Das Gesundheits-Strukturgesetz von 1993 bewirkte, dass die Mitglieder der gesetzlichen Krankenversicherungen ihre Krankenkasse frei wählen können und darüber hinaus auch wieder wechseln können, was erst zu einem Wettbewerb zwischen den Krankenkassen der gesetzlichen Krankenversicherung um Versicherte führte. Der Wettbewerb auf dem Versicherungsmarkt ist jedoch verschiedenartig reguliert.

---

[7] vgl. GKV-Spitzenverband

Den Krankenkassen sind mit dem gesetzlich festgelegten Beitragssatz die Finanzautonomie und zugleich der wichtigste Wettbewerbsparameter genommen.

Mit dem kassenindividuellen Zusatzbeitrag nach § 242 SGB V erfolgte eine andere Form der Preisdifferenzierung zwischen den Krankenkassen, die einen Wettbewerb zwischen den Krankenkassen ermöglich soll. Das Preissignal entfaltet jedoch keine Wirkung, weil der Finanzbedarf der Krankenkassen durch die Zuweisungen aus dem Fonds vollständig gedeckt ist.

Ein gesetzlich geregelter Leistungskatalog sowie die Einschränkung der Satzungsleistungen unterbinden darüber hinaus in weiten Teilen einen Leistungswettbewerb zwischen den Krankenkassen. Eine Ausweitung der Leistungen ist den Krankenkassen jedoch mittels Wahltarifen jederzeit möglich, so können Versicherte ihren Versicherungsumfang individuell anpassen. Es besteht jedoch für die Versicherten bei Inanspruchnahme der Wahltarife eine bis zu dreijährige Mindestbindungsfrist nach § 53 Abs. 8 SGB V für bestimmte Wahltarife.

Nach dem Wechsel der Krankenkasse existiert für die Mitglieder eine gesetzliche Mindestbindungsfrist von achtzehn Monaten nach jedem Kassenwechsel (§ 175 Abs. 4 SGB V).

Mit der Verpflichtung nach § 4 Abs. 3 SGB V, dass die Krankenkassen sowohl innerhalb einer Kassenart als auch kassenartenübergreifend zusammenzuarbeiten haben, wird des Weiteren einem Wettbewerb auf dem Versicherungsmarkt entgegengewirkt.

3.3   Wettbewerbsfeld - Vertragsmarkt

Auf dem Wettbewerbsfeld des Vertragsmarktes beschaffen sich die gesetzlichen Krankenkassen die Leistungen zur Gesundheitsversorgung der Versicherten. Im Gegensatz zu den anderen Wettbewerbsfeldern findet auf dem Vertragsmarkt derzeit praktisch kein Wettbewerb statt. Der Vertragsmarkt ist gekennzeichnet von kollektiven Versorgungsverträgen und einheitlichen Leistungskatalogen, die einer wettbewerblichen Ausgestaltung des deutschen Gesundheitswesens entgegenstehen.

Viele Gesundheitsreformen hatten daher das Ziel, dass Krankenkassen mit Leistungserbringern direkt Versorgungsverträge abschließen dürfen. Die damit

verbundene Öffnung des Vertragsmarktes stand insbesondere dem Kontrahie-
rungszwang zwischen den gesetzlichen Krankenkassen und den Kassenärztli-
chen Vereinigungen entgegen.

Mittels Selektivverträgen können Krankenkassen spezielle Gesundheitsleistun-
gen bei ausgewählten Leistungserbringern individuell beschaffen. Solche Ein-
zelverträge gibt es für eine hausarztzentrierte Versorgung (§ 73b SGB V), be-
sondere ambulante ärztliche Versorgungen (§ 73c SGB V) oder eine integrierte
Versorgung (§§ 140a ff. SGB V). Dadurch ist eine wesentliche Voraussetzung
für den Vertragswettbewerb faktisch gegeben, der jedoch dank institutioneller
und organisatorischer Regularien unterbunden wird.

So können diejenigen Leistungserbringer im Rahmen von Selektivverträgen nur
Leistungen erbringen, die zur kollektivvertraglich organisierten Versorgung nach
§ 95 Abs. 1 SGB V zugelassen sind. Darüber hinaus sind Vertragspartner der
Krankenkassen immer Gemeinschaften von Leistungserbringern. Es handelt
sich damit nur um eine andere Organisationsform der bisherigen Kollektivver-
sorgung. Versicherte, die an selektiv organisierten Gesundheitsversorgungen
teilnehmen, binden sich über einen längeren Zeitraum an einen Leistungserbringer. Hierdurch wird die freie Arztwahl nach § 76 SGB V unterbunden.

4   Ausblick: Mögliche Handlungsschritte für mehr Wettbewerb

Im deutschen Gesundheitswesen ist bisher, wenn überhaupt, nur ein wenig sys-
tematisches Vorgehen zu erkennen, um Wettbewerb nachhaltig und zielorien-
tiert einzuführen.

Es ist zeigt sich, dass die gesundheitspolitischen Reformschritte maßgeblich
von Klientelinteressen der beteiligten Leistungserbringer und Krankenkassen
beeinflusst wurden. Ein Beispiel hierfür ist das im Sozialgesetzbuch verankerte
Vertragsmonopol des Hausärzteverbandes im Rahmen der hausarztzentrierten
Versorgung nach § 73b SGB V.

Für eine sinnvolle Weiterentwicklung des Wettbewerbs im deutschen Gesundheitswesen bedarf es eines konsequenten, zielgerichteten Reformprozesses für
eine wettbewerbsorientierte Gesundheitsversorgung. Dieser Reformprozess

sollte unabhängig von der Parteizugehörigkeit der Gesundheitspolitiker beziehungsweise der amtierenden Regierungspartei erfolgen. Hierzu gehört aus
meiner Sicht auch, dass der Wettbewerb als Grundprinzip in die Sozialgesetz-
gebung aufgenommen wird. In einer sozialen Wettbewerbsordnung sollte darüber hinaus unter anderem festgelegt werden, welche Wettbewerbsbeschrän-
kungen im deutschen Gesundheitswesen verboten sind und inwieweit sie der
kartellbehördlichen Missbrauchsaufsicht unterliegen.

4.1 Krankenkassen

In erster Linie gilt es für die Gesundheitspolitik zukünftig wichtige Marktmecha-
nismen im Vertragsmarkt wiederherzustellen. Die Krankenkassen sind zentraler
Bestandteil des gesetzlichen Krankenversicherungssystems und treten zuneh-
mend in den Gesundheitsmärkten als aktive Einkäufer von Versorgungsleistun-
gen auf. Allerdings führt die zeitgleich sinkende Zahl von Krankenkassen aufgrund von Fusionen zu einer zunehmenden Machtkonzentration.[8] Hieraus kann
eine marktbeherrschende Stellung im Vertragsmarkt entstehen, was den Wettbewerb im Gesundheitswesen langfristig gefährdet.

Außerhalb des Gesundheitsmarktes unterbindet das Wettbewerbsrecht eine
solche Entwicklung, indem unter anderem Fusionen von Unternehmen hinsicht-
lich ihrer Marktwirkung durch das Bundeskartellamt überprüft werden. Im Gesundheitswesen wird indes die Anwendbarkeit des Wettbewerbsrechts insbesondere durch den § 69 SGB V beschränkt.[9] In naher Zukunft sollte jedoch das
Wettbewerbsrecht Anwendung finden, wenn Krankenkassen wettbewerblich als
Vertragspartner in Märkten agieren. Hieraus resultiert auch eine Zusammen-
schlusskontrolle des Bundeskartellamtes bei Fusionen von Krankenkassen.

Um Wettbewerb auf dem Leistungsmarkt zu bewirken, ist es unter anderem
notwendig, dass die Krankenkassen Verträge mit den Leistungserbringern frei
vereinbaren können. Es könnte neben einem gesetzlichen Basisleistungspaket

---

[8] Derzeit gibt es laut GKV-Spitzenverband 146 gesetzliche Krankenkassen (Stand: 01.01.2012).
[9] Bei Fusionen von gesetzlichen Krankenkassen hat das Bundeskartellamt im November 2011,
nach einem Urteil des hessischen Landessozialgerichts, die Überwachung der Zusammen-
schlüsse in Hinblick auf die Wettbewerbsauswirkungen beendet.

innerhalb der Gesundheitsversorgung, welches weiterhin kollektivvertraglich vereinbart wird, mehr individuelle Wahlfreiheit mittels Selektivverträgen geben. Zum Beispiel für eine zahnärztliche Behandlung, die über die Tätigkeit des Vertragszahnarztes nach § 28 Abs. 2 SGB V hinausgeht.

4.2 Versicherte

Die Versicherten als Begründung und Verbraucher des deutschen Gesundheitswesens müssen in den Mittelpunkt des Wettbewerbs gerückt werden.

Für mehr Wettbewerb im deutschen Gesundheitswesen sollten die Informationsasymmetrien in Bezug auf die Gesundheitsversorgung möglichst gering sein. Hierzu bedarf es unter anderem an Informationen für die Versicherten, welche Kosten während der Gesundheitsversorgung entstanden sind, die in Anspruch genommen wurde. Es bestehen zwar bereits gemäß § 305 SGB V Auskunftsrechte für die Versicherten, die Informationen werden jedoch nur auf Antrag des Versicherten herausgegeben und sind mit Kosten für den Versicherten verbunden. Aus diesem Grund sollten die Krankenkassen ihren Versicherten in regelmäßigen Abständen verbindlich und unaufgefordert über die abgerechneten Leistungen informieren, besonderes bei Beziehern von selektivvertraglich erbrachten Leistungen. Hierdurch könnte ein rein qualitätsorientierter Wettbewerb um Preissignale ergänzt werden, die zukünftig eine kostenorientierte marktkonforme Entscheidungsfindung bei den Patienten ermöglichen.[10]

---

[10] Vor dem Hintergrund der aufgetretenen Umsetzungsprobleme der Auskunftsverpflichtung ist zum 01.01.2004 die "Patientenquittung" (§ 305 Abs. 2 SGB V) eingeführt worden. Die vom Versicherten zu tragende Gebühr beträgt 1,00 EUR zuzüglich Porto.

5   Literaturverzeichnis

Albrecht, M. (2009). Qualitätswettbewerb braucht Preiswettbewerb. G+G Wissenschaft. Jahrgang 9, Heft 3 (Juli): 23–30
URL: http://wido.de/fileadmin/wido/downloads/pdf_ggw/wido_ggw_aufs3_0709.pdf
(22.02.2012)

Bundeszentrale für politische Bildung. Etappen der Gesundheitspolitik 1975-2007
URL:
http://www.bpb.de/themen/WZDR7I,0,Gesundheitspolitik_Lernobjekt.html?lt=AAC14
7&guid=AAC248 (22.02.2012)

GKV-Spitzenverband (2010). Verantwortung für die Gesundheitsversorgung. Der
Spitzenverband der Kranken- und Pflegekassen.
URL:
http://www.gkv-spitzenverband.de/Publikationen.gkvnet (22.02.2012)

Gethmann, C. F. (2005). Gesundheit nach Maß?: Eine transdisziplinäre Studie zu den
Grundlagen eines dauerhaften Gesundheitssystems. Berlin: Akad.-Verl.

Monopolkommission (2008/2009). Mehr Wettbewerb, wenig Ausnahmen. Achtzehntes Hauptgutachten der Monopolkommission gemäß § 44 Abs. 1 Satz 1 GWB
URL: http://www.monopolkommission.de/haupt_18/mopoko_volltext_h18.pdf
(22.02.2012)

Paquet, R. (2011). Vertragswettbewerb in der GKV und die Rolle der Selektivverträge.
Nutzen und Informationsbedarf aus der Patientenperspektive. Abteilung Wirtschafts-
und Sozialpolitik der Friedrich-Ebert-Stiftung

Verband der Ersatzkassen e.V. (2005). Beitragsentwicklung in der GKV in Prozent.1970-2005. Alte Bundesländer.
URL: http://www.vdek.com/presse/daten/basisdaten_2005/seite_53_2005_oben.pdf
(22.02.2012)

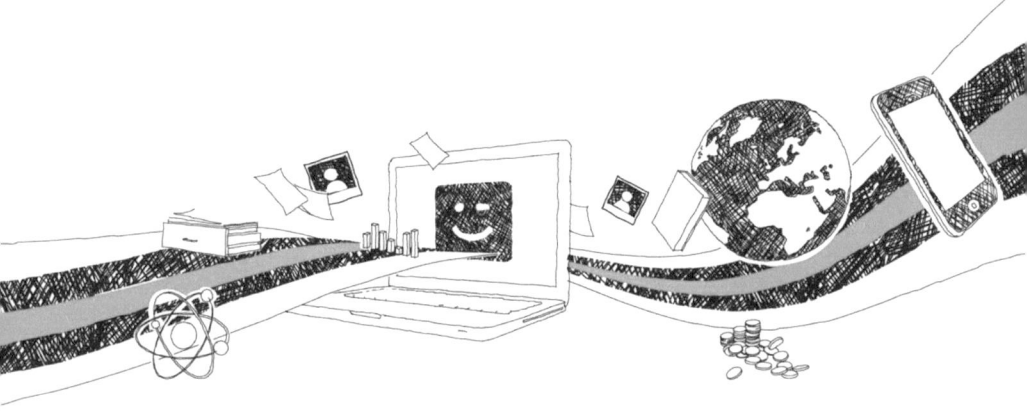
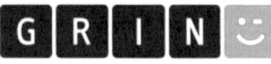